国家心理健康和精神卫生防治中心　组织编写

主　编｜姚宏文　吴洪健

直面问题 快乐成长

——小·学生自我心理调节

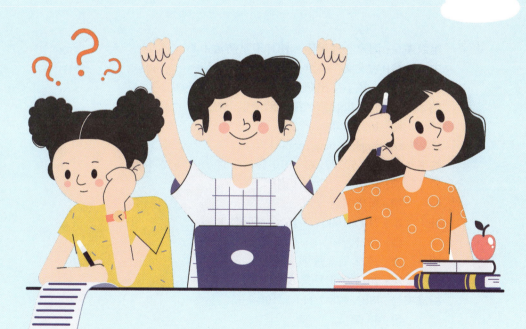

人民卫生出版社

·北京·

图书在版编目（CIP）数据

直面问题　快乐成长：小学生自我心理调节 / 国家心理健康和精神卫生防治中心组织编写. — 北京：人民卫生出版社，2022.6（2025.1 重印）

ISBN 978-7-117-33106-7

Ⅰ.①直…　Ⅱ.①国…　Ⅲ.①小学生 – 心理调节　Ⅳ.①G444

中国版本图书馆 CIP 数据核字（2022）第 081876 号

人卫智网	www.ipmph.com	医学教育、学术、考试、健康，购书智慧智能综合服务平台
人卫官网	www.pmph.com	人卫官方资讯发布平台

直面问题　快乐成长——小学生自我心理调节
Zhimian Wenti　Kuaile Chengzhang
——Xiaoxuesheng Ziwo Xinli Tiaojie

组织编写：国家心理健康和精神卫生防治中心
主　　编：姚宏文　吴洪健
出版发行：人民卫生出版社（中继线 010-59780011）
地　　址：北京市朝阳区潘家园南里 19 号
邮　　编：100021
E - mail：pmph @ pmph.com
购书热线：010-59787592　010-59787584　010-65264830
印　　刷：廊坊一二〇六印刷厂
经　　销：新华书店
开　　本：710×1000　1/16　　印张：8
字　　数：70 千字
版　　次：2022 年 6 月第 1 版
印　　次：2025 年 1 月第 6 次印刷
标准书号：ISBN 978-7-117-33106-7
定　　价：45.00 元

打击盗版举报电话：010-59787491　**E-mail**：WQ @ pmph.com
质量问题联系电话：010-59787234　**E-mail**：zhiliang @ pmph.com
数字融合服务电话：4001118166　　**E-mail**：zengzhi @ pmph.com

主　编

姚宏文　吴洪健

副主编

黄长群　姜　雯　王　钢　柳铭心

编　者

贺海燕　唐　茜
朱　虹　赵晓晨
张　果

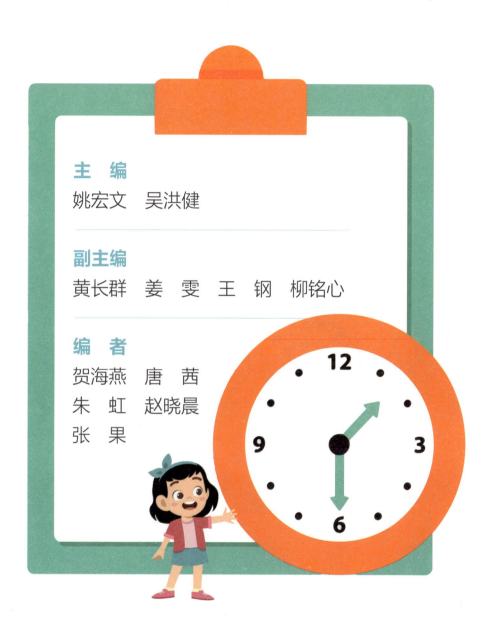

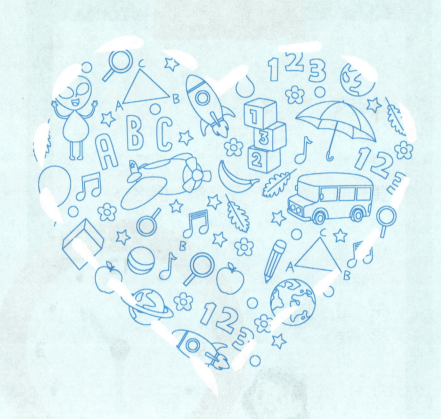

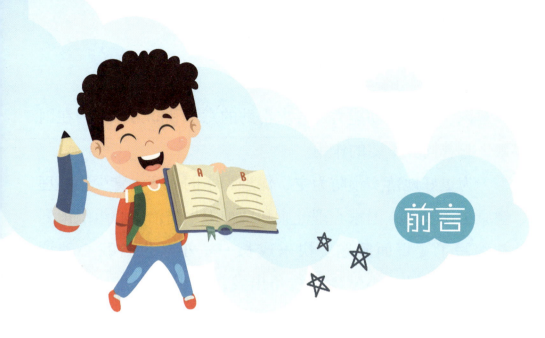

随着生活节奏加快，学习方式转变，网络等多种新型媒体快速发展，当代儿童、青少年面临着诸多新的挑战。党中央、国务院高度重视儿童、青少年心理健康，提出要"重视青少年身体素质和心理健康教育"，在国务院印发的《"健康中国 2030"规划纲要》和 12 部门联合印发的《健康中国行动——儿童青少年心理健康行动方案（2019—2022 年）》中，明确提出要加强心理健康工作，实施心理健康促进行动，通过营造有利于儿童、青少年心理健康的学校、社区、家庭、媒体、医疗卫生机构等社会环境，形成多方联动的服务模式，落实预防干预措施，加强重点人群心理疏导，促进儿童、青少年心理健康和全面发展。

儿童、青少年的心理健康和全面发展受到多种因素的共同影响和综合作用。一方面，家庭、学校、社会等作为环境因素，发挥着重要作用；另一方面，儿童、青少年的心理健康常识、自我帮助能力、寻求帮助的意识和能力作为内在因素，起着同样重要的作用。

为更好地落实预防为主、促进为主的儿童、青少年心理健康工作要求，国家心理健康和精神卫生防治中心组织策划并编写了《直面问题 快乐成长——小学生自我心理调节》。本手册从小学生的视角出发，以小学生在日常的生活、学习、交往中遇到的心理困扰和问题为切入点，充分体现出实景带入性、典型代表性、操作实用性、自助成长性等教育理念。内容分为 5 个部分，包括："情绪伙伴"助我更快乐、"交往伙伴"助我更自信、"行为伙伴"助我更自律、"学习伙伴"助我更高效、"求助伙伴"助我更安全。每部分均包含 10 个典型问题场景，共计 50 个具体问题。在解决策略上，除了为小学生提供可操作性的方法和工具，也引导小学生能够主动寻找更多的资源，帮助小学生在解决心理困惑的过程中，不断提升自身心理弹性。在呈现方式上，根据小学生心理和思维发展特点，以图文并茂、适时互动的方式进行讲述，使阅读、学习过程能够成为小学生自我教育、自我成长的过程。此外，为了进一步提高本手册的易读性和趣味性，本书还附带 15 个精心策划、设计并制作的动画视频，读者扫码书中二维码即可观看，力求帮助读者更好地阅读和理解。

　　本书作为小学生的自助阅读和学习读本，期望能成为可以有效帮助、促进小学生心理健康发展的载体和桥梁；同时，本书可以作为学校开展心理主题活动、心理健康课程及开展班级相关管理等工作的素材；亦可作为家长了解孩子心理健康状况和开展家庭心理健康教育的工具和帮手。

编者

2022年1月

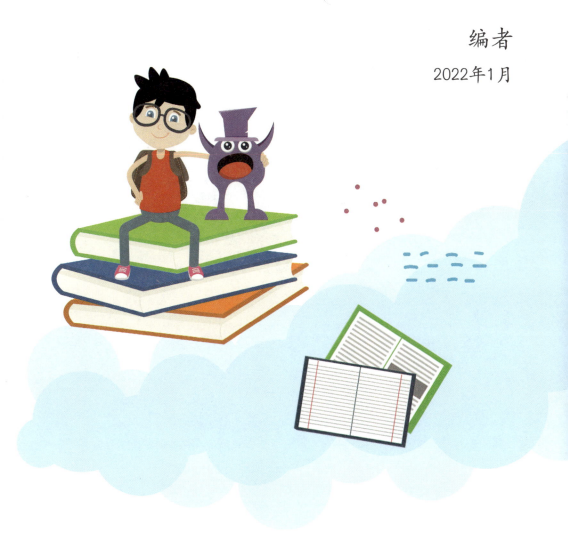

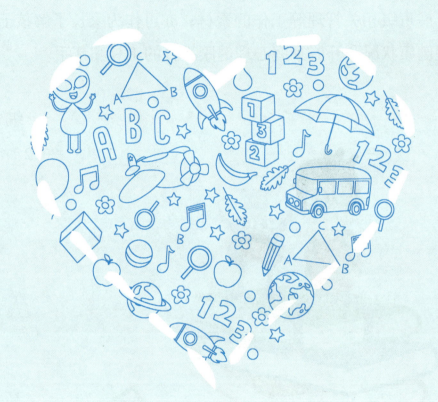

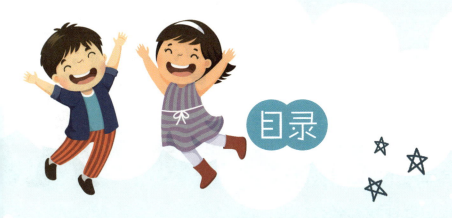

目录

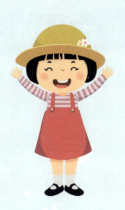

第一部分

"情绪伙伴" 助我更快乐

目录

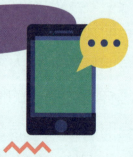
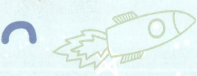

第四部分

"学习伙伴"助我更高效

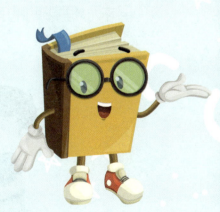

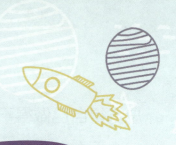

第五部分

"求助伙伴" 助我更安全

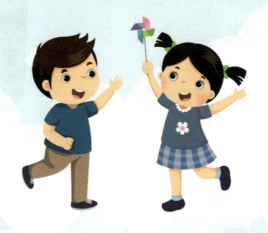

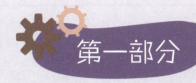

第一部分

"情绪伙伴"
助我更快乐

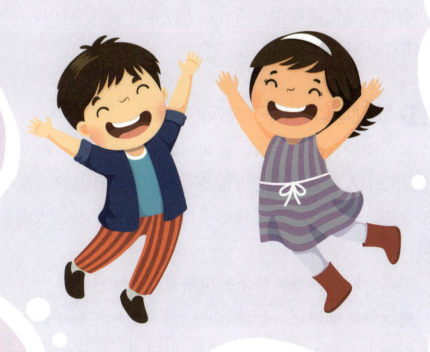

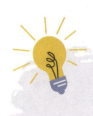

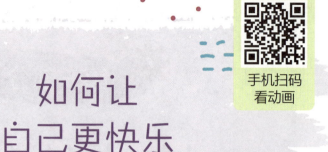

手机扫码
看动画

如何让
自己更快乐

你快乐吗？你快乐的时候是什么样的？是会哈哈大笑，还是只浅浅微笑？你喜欢自己笑起来的样子吗？或者，你会不会羡慕那些天天都很开心的人呢？为何在他 / 她身上，快乐的事情总是比你要多？有什么办法能让自己更加快乐呢？给你几个小妙招。

方法1 找到可以让自己快乐的事情

快乐需要自己去寻找，你知道如何让自己快乐吗？

让每个人感到快乐的事情各有不同，可能是因为吃了好吃的食物，做了自己感兴趣的事情，也可能是和别人畅快聊天等。

那么，能让你感到快乐的事情是什么呢？

建议你仔细想想，把能让自己感到快乐的事情列出来，尽量多列出一些，当你不开心时，就可以尝试多做这些事。

方法2 记快乐日记

　　你会每天记日记吗？建议你试试记快乐日记。每天晚上睡觉前，记录下当天让自己开心的事情，以及其他人给予自己的帮助。坚持记录一两个星期，你就会发现自己的心情变得更加愉悦了。

方法3 帮助别人，你会更快乐

　　快乐的来源不止一个，可能有很多。如果你能去帮助别人，也能够收获很多快乐。试着每天为他人做一件事，为家长、老师、同学，甚至是陌生人，为他们提供你力所能及的帮助，让自己体会一下因帮助他人而得到的快乐。

　　你帮助他人做过哪些事情呢？把它记录下来吧。

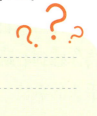

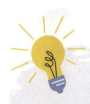

手机扫码
看动画

总想发脾气
怎么办

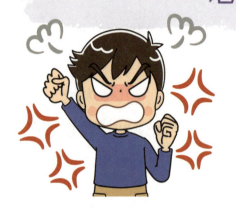

你是否有过这种时候？感觉爸爸妈妈不理解你，同学误解你，心爱的玩具被摔坏……当下，你可能感到无法控制自己，很想发脾气。然而，有时候发脾气并不能解决问题，甚至还会使事情变得更糟糕。

生气、想发脾气，其实也是一种提醒。它在告诉你，你需要自己去面对一些问题。如果你想好好地表达出自己的想法，而不是一味地发脾气，这里有几个好用的方法提供给你。

方法1 按下自己的"暂停键"

你可以自己设计一个动作（例如用左手握住右手手腕）。当你感到心跳加速、坏情绪马上要暴发的时候，就让自己停下手头的事情，开始做这个动作，就像为坏情绪按下"暂停键"。

现在，在脑子里想象一个会让你特别想发脾气的事情，然后试试这个动作，一定会有效果。如果希望这个方法达到更好的效果，记得要在空闲的时候多加练习哦！

方法2 快速活动身体

愤怒就像身体里多出来的燃料，需要把它释放出来。当你全神贯注于活动身体时，愤怒的能量就能够得到释放。比如，在经过老师同意后，你可以到操场上快速跑几圈，或者跳会儿绳；也可以在家里大声地唱歌。

想一想，你还有哪些好方法呢?

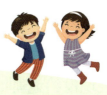

方法3 放慢身体节奏

除了快速活动身体，放慢身体节奏也可以达到释放愤怒的效果。你可以先握住拳头，体会手指紧绷的感觉，然后再慢慢放松下来，这样重复几次；还可以伸展自己的身体，将双臂举过头，指尖向天，吸气时默数"1—2—3"，然后呼气时再默数"1—2—3"。

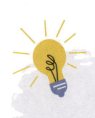

手机扫码
看动画

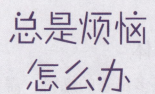

总是烦恼
怎么办

　　宋代文学家辛弃疾曾写下名句"少年不识愁滋味"也有一首歌这样唱道"小小少年，很少烦恼，眼望四周阳光照"。很多大人都会说小孩子是没有烦恼的，你同意吗？你有没有心事重重的时候呢？比如担心自己的成绩不够出色，怕自己的表现没给老师、同学留下好印象，担心长辈的身体……

　　忧心忡忡的滋味是不是很不好，常常让你提不起精神做事呢？教你几个小妙招，可以帮你减少烦恼哦。

方法1 把担心和烦恼写出来

　　当你忧心忡忡的时候，就像有一大团乱乱的东西堵在心里。你可以试着把让你担心和烦恼的东西写下来。当你通过书写把忧虑描述出来，它的"威力"就会减轻，烦恼也会减少。

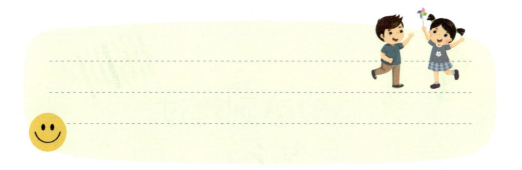

方法2 送自己一个"魔法盒"

　　你以前感到烦恼时，一定有些好方法既能够帮助自己又不会给别人带来伤害。那么，就送自己一个"魔法盒"吧。你可以自己做一个或者找一个你喜欢的盒子，把你曾用过的或者可以想到的方法写或者画在纸上，然后放到盒子里。随时想到什么好方法随时放进去。当你再次感到烦恼时，就可以从盒子里拿出你的魔法纸条，帮助自己消除烦恼。

方法3 提醒自己做点别的事情

　　当你反复思虑一件事时，要学会对自己喊"停"，去做一些自己喜欢的事情，比如能让你出汗的运动就非常有效。科学家的研究发现，运动时我们的身体会产生快乐的感觉，忧虑自然也就消失了。

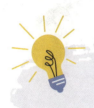

有时感到难过怎么办

你最近一次感到难过是什么时候呢？是做错事被父母、老师批评，和朋友闹了矛盾，还是没能取得自己满意的成绩呢？

难过对于每个人来说都是难以避免的。当某件对我们来说很重要的事没做好，或者和很重要的人发生矛盾时，我们都会感到难过。这个时候应该怎样进行自我调节呢？

方法1 允许自己难过一会儿

遇到不如意时，难过是我们的本能反应。小小的不如意，可能只是带来轻度的难过，很快就能恢复；而面对重大事件时，就可能要难过很久。当感到难过时，不要使劲压抑自己的情绪，可以让自己在难过的情绪中待一会儿，将负面情绪发泄出来，想哭就找个安全的环境哭一会儿，这样做能让你更快地恢复平静。

方法2 设想美好结局

　　对于不如意的事情，你可以在心中为它设计一个美好、圆满的结局。比如，和朋友闹矛盾让你很难过时，可以设想你和朋友都消了气，又恢复了平日的友谊。你可以充分想象这个美好场景的细节，这个过程能够帮你从难过中走出来，获得积极的心态。

方法3 找个朋友倾诉

　　快乐时和朋友分享，快乐会加倍；难过时和朋友分享，难过则会减半。

　　当你感到难过时，可以将难处向你的好朋友倾诉。即使对方只是安安静静地听、什么都不说，倾诉完你也会觉得自己好多了。

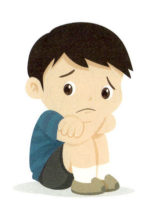

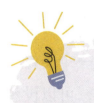

有时感到恐惧怎么办

恐惧是我们面对危险情况时的本能反应，比如有的人怕黑，不敢一个人睡觉；有的人恐高，不敢站在高楼的窗户前；有的人怕一些动物（如狗、蟑螂、蜘蛛）等，心里感到很紧张……

对某些事物感到恐惧，能够在一定程度上帮助我们提高警惕，避免自身受到伤害。然而，过于强烈的恐惧却会让我们处于紧张与不安中。下面就为你提供几个应对恐惧的小技巧。

方法1 给恐惧起个名字

有时候，恐惧是种模糊的感觉。建议你可以给自己的恐惧起个名字，比如"小怪物"或者你愿意取的任何名字。有了名字，你就可以想想它一般在什么情况下会出现，过多久会离开。这样做可以让你更放松一些。

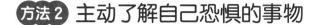 **方法2 主动了解自己恐惧的事物**

　　恐惧经常源于对某些事物不了解而带来的可怕想象。当我们主动了解这些事物后，通常就会发现这些事物并没有那么可怕。例如，你很害怕狗，那么，你可以主动和养狗的朋友进行交流。你可以问问朋友应该如何安全地接近狗，以及狗在何种情况下易存在攻击性，当你了解这些知识后，就可以减少对狗的恐惧了。

方法3 每天进步一点点

　　一下子让恐惧消失可能比较难实现，我们可以使用小步子的方式，每天进步一点点。比如，你睡觉时很怕黑，最初你可能需要开着灯才能睡觉。那么，你可以先试着把灯光调的稍微暗一些，同时心里想象让你特别放松舒服的画面；过几天，睡觉前可以只保留一点点光，心里继续想象更多让你放松舒服的画面；最后，可以做到关灯睡觉，如果需要的话，心里可以继续想象让你放松舒服的画面。

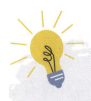

有时觉得紧张
怎么办

你会在什么时候感到紧张呢？当众讲话时，参加表演或比赛前，还是要进行考试前呢？你紧张的时候，通常会有怎样的表现呢？

紧张通常会发生在我们面对重要事件的时候。适度的紧张能够让我们有更好的状态，而过度紧张则会影响我们的表现，严重时还可能影响我们的身心健康。当你出现咬指甲、搓手指、呼吸急促、大量出汗时，就说明你已经开始过度紧张了。这时，你可以尝试一下下面的方法进行自我调整。

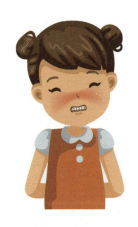

方法1 呼吸训练

呼吸训练是应对紧张情绪最有效的方法。它无需任何工具，且随时随地都可以进行。当你感到很紧张时，可以试着让自己慢慢安静下来，闭上眼睛，尝试缓慢、柔和地呼吸。你需要把自己的注意力集中在呼吸上，持续感受气体吸入身体和呼出身体的过程。期间，一旦发现注意力分散了，就要将它立即集中到呼吸上。这样持续做三五分钟，你就能慢慢平静下来了。

方法2 表达自己的紧张

不要把紧张情绪憋在心里，这样只会让紧张情绪越积越多。你可以找一位好朋友倾诉，哪怕仅仅是告诉对方你很紧张，也有助于紧张情绪的释放。

方法3 榜样想象法

想想你最佩服的一个榜样，他 / 她遇到挑战或问题的时候都能够冷静地面对和处理。在你心里想想他 / 她的样子，想想他 / 她如果遇到你目前的问题会怎么做，表情是怎样的，会做些什么，想得越细越好。然后想象你可以和他 / 她一样。

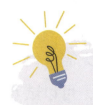

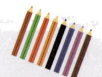

有时候嫉妒
别人怎么办

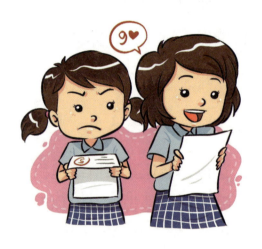

悄悄地问你，你嫉妒过别人吗？

嫉妒其实是每个人都会出现的心理状态。因为人无完人，一定有人在某方面比你好。因此，你就难免会想"要是我能像他/她一样就好了"，这是很正常的。但是，如果你经常会陷入对某人的嫉妒中，并且会因此觉得特别不开心，你可以试试下面几个小方法。

方法1 写下自己的期待

如果我们把"我嫉妒某某某有良好的口才"换一种表达，如"我期待自己能够拥有良好的口才"，这种表达方式是不是会让你感觉舒服一些呢？试着用这种方式写下你最希望自己拥有的某种物品或者特质。你可以先从中选出 1 ~ 2 项你最希望拥有的物品或者特质，然后向着这个方向努力。

我期望拥有的。

1. _____ 　　4. _____

2. _____ 　　5. _____

3. _____ 　　6. _____

方法2 当面表达自己的欣赏

试着当面对你嫉妒的他 / 她表达你的欣赏。例如，"你有很多好朋友，真好！""你真棒！能跑那么快。"当你说出来之后，心里就会坦然很多，而且你会发现这么做也不会影响你们之间的关系。

方法3 向家长寻求帮助

如果你不好意思和同学们说出自己的想法，可以试着跟家长聊一聊，说出你的真实感受，问问家长有什么好方法。

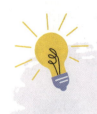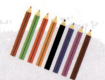

怎样表达自己的情绪

当情绪不好时，你是愿意躲到角落里一个人待着，还是更愿意和家人、朋友在一起呢？如果此时有人走到你身边对你说："你看起来不太开心，你怎么了？"你愿意说出自己的感受吗？

家人、朋友的陪伴是减轻负面情绪的有效方式。通过坦诚分享自己的负面情绪，还能使你们的关系更加亲密。然而，并不是每个人都能够自在地与他人谈论自己的负面感受。下面为你提供几个小方法。

方法1 问对方是否愿意听

有些人会担心与他人谈论自己的负面感受会影响他人的情绪。那么，你可以在向对方倾诉前，先询问对方："我现在心情不太好，你愿意听我说说吗？"如果对方表达愿意，再倾诉，并可告知对方如果倾听中一旦感到不适，可以随时让你停止。

方法2 以第一人称分享情绪

我们在向他人表达自己的情绪时，常常会说"他们不带我玩游戏是不对的"。这样的表达，很容易让我们陷入对具体细节的争论中，从而无法达到分享的效果。建议在分享时，你可以以第一人称来分享，比如"我很难过，我想跟他们一起玩儿，但是他们没等我就开始做游戏了。"这样可以让你更完整地表达出自己的感受，也便于对方了解你的想法。

方法3 自己安静地待一会儿

如果你更想独自地面对负面情绪，那也是很正常的，确实有些人情绪不好时更喜欢一个人待着。要尊重自己的感受，同时也要感谢那些想关心、陪伴你的人，你可以明确告诉对方你此时更想一个人待会儿。你可以在纸上把自己当下的心情写下来，以抒发情绪，也是很好的表达方式。多采取这种方式，等你想要和别人分享情绪时，也会变得更容易。

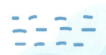

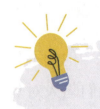

有时害怕失败怎么办

　　面对困难，你会勇敢向前冲还是选择往后躲？面对重要的事情时，你会担心自己做不好而迟迟不去做吗，就像那只不知道水的深浅而不敢过河的小马一样？你会希望自己不要胆小，更勇敢一些吗？下面就提供给你一些方法，让你变勇敢。

方法1 明确自己害怕什么

　　你到底在害怕什么呢？是怕自己失败后会被同学、朋友嘲笑吗？是怕会让父母、老师感到失望吗？还是怕出现危险让自己受伤？

　　如果你有这样的担心，与其憋在心里，不如直接向对方询问答案。例如，问问同学会嘲笑你的失败吗？问问家长、老师会对你失望吗？问问专业人士自己会遇到危险吗？当你知道答案后，你就会发现，其实很多害怕并不存在，都是自己头脑中想出来的。

方法2 制作"勇气符"

想一想，当遇到困难时，有什么能够带给你勇气呢？

那么，就把它们做成"勇气符"吧，帮助你勇敢面对困难。

法宝1：扩音器，为自己的声音增加扩音功能

用于面对：上课不敢大声回答问题

法宝2：＿＿＿＿＿＿＿＿＿＿＿＿＿＿＿＿＿

用于面对：＿＿＿＿＿＿＿＿＿＿＿＿＿＿＿

法宝3：＿＿＿＿＿＿＿＿＿＿＿＿＿＿＿＿＿

用于面对：＿＿＿＿＿＿＿＿＿＿＿＿＿＿＿

方法3 "最佳勇气奖"

当你鼓起勇气面对困难时，无论挑战成功还是失败，都要为自己颁发一个"最佳勇气奖"，给自己敢于挑战的行为一个大大的奖励。

亲手给自己制作一张漂亮的奖状，并为自己写下颁奖词。

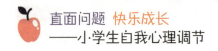

荣誉证书

_____（写上自己的名字）：

　　祝贺你在上数学课的时候，挑战以前自己害怕回答问题的做法，这一周主动举手了 2 次（写下你应当获得最佳勇敢奖的理由）。表现非常勇敢，被评为：

最佳勇敢奖

特发此证，以资鼓励！

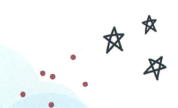

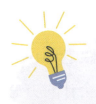

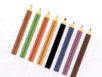

被人误解时
怎么办

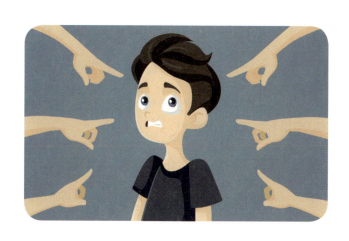

你曾经被人误解过吗？被人误解时，你的感受是怎样的呢？委屈、沮丧，又或者是生气？你是不是也误解过别人呢？

误解，通常是因为一些信息没有沟通清楚造成的，而并不是故意要误解、伤害对方。误解可能来自你的父母、老师、同学、朋友等你很在意的人，越是亲密的人，对方对你的误解越会让你感到难过。那么，怎样才能减轻自己心里的不适呢？这里给你一些小建议。

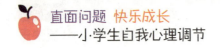
方法1 明确的说出自己的感受

当被人误解时，如果我们说："都是因为你跟老师说我没好好扫地，让我感到很生气。"这种方式通常会让对方感到自己在被你指责，在对方心里也会产生与你对抗的情绪。建议你下次试试直接表达自己的感受，例如"我感到很生气，因为我看垃圾已经满了，就先去倒垃圾，路上遇到了老师，说了几件事，所以耽误了时间。不是像你说的我没扫地。"这样更容易让对方感受到误解对你造成的伤害。

方法2 明确提出自己的需求

有时候对方可能不知道你的需求，建议你可以清楚地告诉对方应该怎么做可以让双方感到好一些。例如，遇到意见不一样的时候，双方都要把自己的想法都说出来，并且不要急着下结论，这样做你和对方心里都会舒服一些。

方法3 写一封信

如果你不好意思当面表达，或者错过了第一时间当面表达自己被误解时的感受，可以试试把自己被误解的感受写下来，然后请一个你们都认识的人，转交给误解你的人，以便让对方了解你的感受。

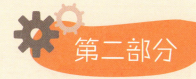

第二部分

"交往伙伴"
助我更自信

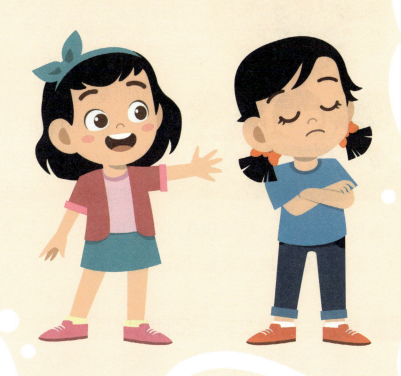

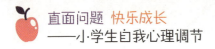

手机扫码
看动画

怎样才能交到好朋友

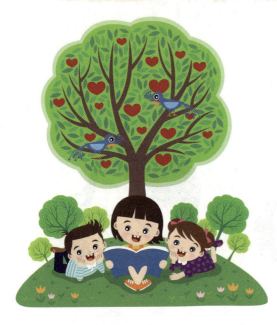

没有朋友的人时常会感到有些孤单，看着别的同学三个一群、五个一伙在一起说说笑笑，你可能会很羡慕，也想有自己的好朋友。

在学习和生活中，每个人都希望有好朋友，能一起玩耍、一起学习，开心的时候一起分享，难过和有困难时互相鼓励、帮助。这里有几个方法，能帮助你交到好朋友。

方法1 想象与好朋友在一起时的场景

想一想，如果你有好朋友，你希望和好朋友一起做些什么呢？

1. _____

2. _____

3. _____

方法2 主动交友

你想和谁做朋友呢？你可以主动和他／她打招呼，邀请他／她一起参与某项活动，询问并倾听他／她对一些问题的看法，或是虚心向他／她请教一些问题，通过真诚表达，让他／她感受到你的友好，慢慢的，你们友谊的小船就会稳稳前行了！

如果你不好意思说出来，也可以试着给他／她写个小纸条呀！

方法3 让自己变得更优秀

在以下与你相符的描述词下面划线！

有礼貌、待人友善、乐于助人、积极、幽默、勇敢、智慧……让你已经拥有的这些品质在生活、学习中更多地表现出来，这会让你交到更多的好朋友。

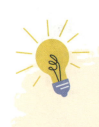

手机扫码
看动画

同学不理我
怎么办

　　被同学冷落或者拒绝的时候，你的心里一定很不舒服，特别是当你不知道同学为什么不理自己的时候，你可能会感到委屈、莫名其妙、伤心、生气，你可能会想"为什么他 / 她不理我了呢？""不理就不理，我也不理你了！""他 / 她不理我了，我该怎么办呢？"……

　　在人与人交往的过程中，难免会出现不如意的情况。同学如果不理你，可能是你的原因，也可能是他 / 她自身的原因。所以，你要积极面对，请试试下面的方法吧！

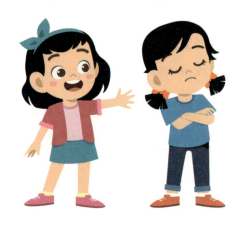

方法1 自我反思

先仔细想想，你们之前发生了什么事情吗？自己做了什么或说了什么？如果你是他／她，会有怎样的感受？你会怎么做？如果这件事情再发生一次，你会怎样处理呢？

方法2 主动询问

如果你实在想不出来他／她为什么不理你了，就主动去问问他／她吧！

也许你会发现是自己忽略了一些小细节，让他／她不舒服了，那么你可以真诚地向他／她表达歉意，并且做出解释；也许他／她会告诉你自己心情不好，那么你可以安慰他／她，询问他／她需要哪些帮助和支持。

方法3 写个纸条也可以

如果你不想直接与他／她沟通，那就给他／她写张小纸条吧！让他／她知道你很想解决问题，并希望和他／她恢复友好的关系。

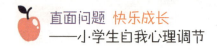
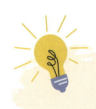

与同学意见不同
怎么办

当你遇到与同学意见不同时，内心可能会有一些困惑和纠结。"是听从他／她的意见，还是按照自己的想法呢？"你会这样想说明你已经长大了，你已经开始关注应如何妥善处理问题及与同学之间的关系了。

每个人都有自己的见解，和别人的见解不同是件很平常的事情。能勇敢地表达出自己的意见，是值得赞扬的。那么，在和同学意见不同时，你可以做些什么呢？

方法1 了解对方的理由

在与同学意见不一致时，沟通方法非常重要，在表达自己的观点前，应先听听对方的理由，并仔细思考对方所说的是不是有自己没有想到的地方。

方法2 说出自己的想法

在了解对方的理由后，不急于否定和贬低对方的意见，不固执己见，也不要为了保持彼此的关系而放弃自己的想法。你可以在对方讲述完毕后，慢慢地、清楚地说出自己赞同和有异议的地方。

方法3 暂停讨论，给彼此思考的时间

当彼此的想法暂时不能统一时，不要着急，应先暂停讨论，让彼此再思考一下，或是集思广益，去听听其他同学、老师或家长的建议，最后经过商量找到彼此都能接受的方法。

备忘录

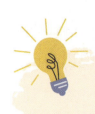

手机扫码
看动画

家长总批评我怎么办

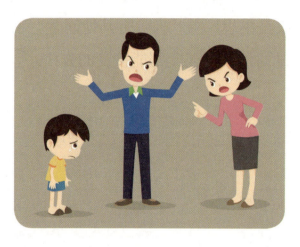

如果家长总是批评你，你会是什么感觉呢？你可能会觉得确实是自己没做好，也可能会想为什么自己只是犯了一点儿小错都要被批评呢？还可能会觉得自己并没有做错什么……在不同的情况下，你可能会产生不同的情绪，比如沮丧、生气、委屈、难过等。

父母是我们最亲近的人，他们很爱我们，我们也希望自己表现优秀，能得到父母的认可和欣赏，不愿意总是被批评，总是被父母批评往往会让我们觉得自己不够好。那么，面对父母的批评，我们可以做些什么呢？

方法1 想一想父母为什么批评你

仔细回想一下，父母通常会因为什么事情批评你呢？你心服口服吗？

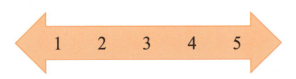

1. _____

2. _____

3. _____

方法2 如果你觉得父母对自己的批评是对的，试试这样做

请你选择父母经常批评你的一件事，然后思考以下 3 个问题。

问题 1：如果下图 5 的位置是你觉得自己做得很好时的状态，那么你认为现在自己处于哪个数字的位置？

$$\longleftrightarrow \quad 1 \quad 2 \quad 3 \quad 4 \quad 5$$

问题 2：如果你想自己在标尺上往前进步一个位置，你能想到哪些方法呢？

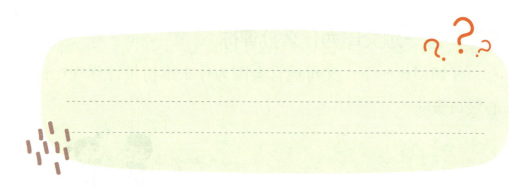

问题 3：你需要父母给予哪些帮助呢？

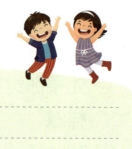

方法3 **如果觉得父母批评的不对或没必要，试试这样做**

如果你觉得父母没必要总是因为一些小事批评你，或是你认为父母批评的不对，你可以这样做。

（1）平心静气地和父母好好沟通。

（2）告诉父母真实情况是怎样的，以及你的想法和感受。

（3）告诉父母，你希望他们怎么与你沟通，让父母有机会了解你、听到你的声音，以后父母就可以选择用你能够接受的方式提醒你了。

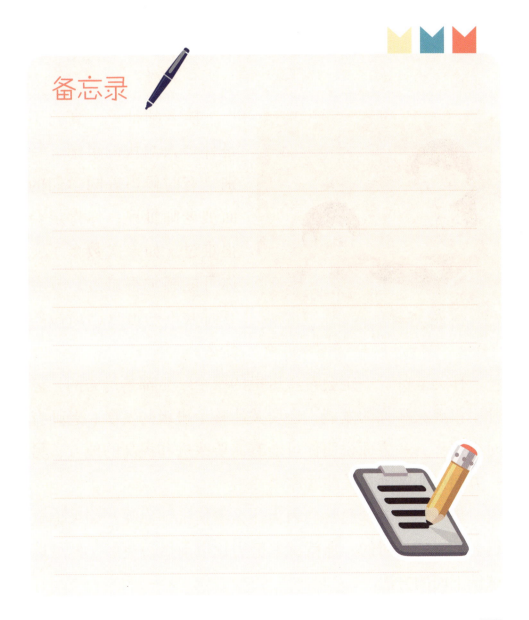

备忘录

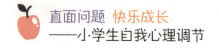

老师有时批评我怎么办

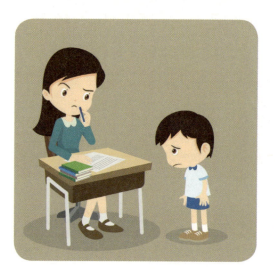

　　挨老师批评，真的不是件令人愉快的事情。特别是有时候当着同学们的面被老师批评，你肯定会很难过。如果次数多了，你可能感觉很难过，或者有时候不知道自己该做些什么。

　　作为老师，一定会希望班里的每个学生都是优秀的。老师不仅要关注你的发展，还要关注整个班级的发展。老师有时批评你，一方面说明你可能有需要改进和提高的地方，另一方面说明老师在关注着你。

　　想一想，老师通常会因为什么事情批评你呢？如果你觉得老师说的是对的，那就试着努力比以前做得更好。你可以试试下面的方法。

方法1 做个具体的改变计划

试着为你经常挨批评的一件事做个改变计划吧！

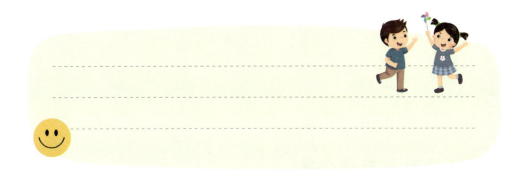

方法2 鼓励自己

如果你能够按照自己的改变计划完成目标，你打算给自己怎样的鼓励呢?

方法3 看看同学是怎么做到的

有些时候，你可能一时间不知道该怎么办才好。这时，你可以观察下同学们是怎么做的，积累一些可以学习的好经验。

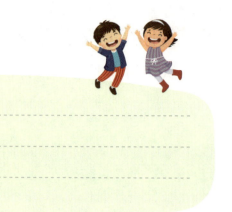

方法4 **主动与老师沟通**

　　如果你无法完全理解老师对你的具体要求，你可以主动再去问问老师，明确老师对你的要求是什么，你又应该如何做，你还可以告诉老师希望从老师那里得到怎样的帮助等。

备忘录

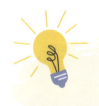

同学嘲笑我
怎么办

被同学嘲笑时，你可能会感到很受伤、很愤怒，有时还会感到非常无助。如果是在公共场合，你可能还会觉得非常丢脸。

其实，每个人都有自己的长处和短处，能"好好说话"是种能力，别人的嘲笑并不是你的问题，是他们需要提升自己"好好说话"的能力。不过，你也可以考虑提升一下自己应对嘲笑的能力，不如试试下面的方法吧！

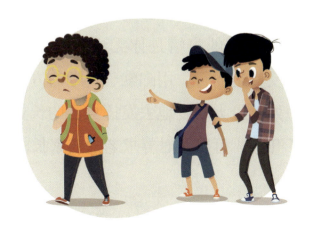

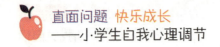
方法1 提醒自己平静下来

如果面对嘲笑便立刻反击，可能会让事情变得更糟。因此，你要先提醒自己平静下来，慢慢地深呼吸（吸气……呼气……），调整情绪，让自己放松，不去理睬和回应对方。

方法2 让对方知道你不喜欢他/她这样说自己

如果对方并没有恶意，只是想开个玩笑，那么你需要明确地提醒他/她，"你这样说我很不开心，让我很没面子。""我不喜欢你这样说。"

要明确地说出你内心的感受，这样对方才会意识到自己的行为是需要改变的。

方法3 把对方的嘲笑当做对自己的一种激励

如果对方嘲笑你的事情正是你需要改善并且能够改善的。那么，你需要下决心让自己变得更好！

如果对方嘲笑你的事情是你无法通过努力改变的。那么，可以试试反其道而行，用幽默、自嘲的方式回应对方。接纳自己的短处，最大限度地去发挥自己的长处。如果你还是会感觉很不开心，可以及时寻求老师或家长的帮助。

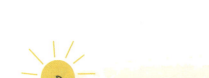

总是想让别人听我的怎么办

　　你是不是有时候总是想让别人听你的话，按照你说的去做？而且如果别人不听，你还会不高兴，有时甚至会生气、发脾气？

　　每个人都有自己的想法，也都很看重自己的想法，这是很正常的。但是，如果每个人都只在乎自己的想法，都想让别人按照自己的想法去做，那会发生什么呢？那会让你们彼此陷入僵局。不过，值得高兴的是，当你已经开始思考这个问题时，就说明你已经进入改善这个问题的第一步。那么，接下来你还应该做些什么呢？

方法1 想想别人的好方法

　　你可以回忆一下，你信任的、愿意跟着他的想法做的同学，他是怎么向你询问意见或想法的？你的感受又是怎样的？

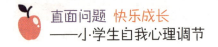

方法2 **分别表达自己的意见**

针对一个问题，大家都需要表达出自己的想法和建议。在别人发言时，其他人要认真听，然后把大家的想法和建议进行汇总。这时你会发现，其他人也有很多你没有想到的好点子。

方法3 **共同决定，选择最佳方法**

收集到这么多好方法，大家可以一起选择，或者保证每个人提出的方法至少被选择一条。共同选择的方法，每个人都会愿意试一试，尝试之后，你们就会找到更合适的方法。

备忘录

怎样才能有更多的机会决定自己的事情

　　自己的事情自己决定，自己确定目标，自己制订计划，独立做出决定，并为结果负责。当你能够按自己的意愿做事时，你会体验到什么？自主感、责任感、自信、自律带来的快乐。

　　和"自主决定"相对的是"他人决定"。每个人都需要有自主感，随着你的成长，你将会越来越独立，能做到的事情也会越来越多。那么，怎样才能有更多的机会去决定自己的事情呢？

方法1 让家长和老师更了解你、更信任你

　　看看你是否做到了以下的事情。

　　□能安排好自己的日常生活和学习。

　　□不仅有想法，更能付诸行动，能说到做到。

　　□能主动、清晰地表达自己的想法，争取更多展现自己的机会。

　　□不仅有能力决定自己的事情，更有能力为结果负责。

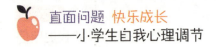

方法2 **总结自主决定的经验**

你一定有了很多自主决定的经验，想想自己是如何做到的？鼓励下自己吧！

什么事情：_____

你是怎么自主决定的：_____

做了这件事情之后，效果怎么样：_____

方法3 **每天进步一点点**

如果 5 的位置是你觉得最满意的自主状态，那么，现在的你正处于哪个数字的位置呢？

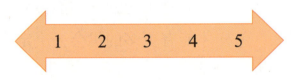

1   2   3   4   5

如果你希望自己所处的位置往前进步一位，你打算怎样做呢？

怎样才能团结大家一起完成任务

一个人的力量是有限的，很多事情都需要大家同心协力、共同完成。要具备怎样的能力，才能把大家团结起来，一起完成任务呢？你可以试试下面的方法。

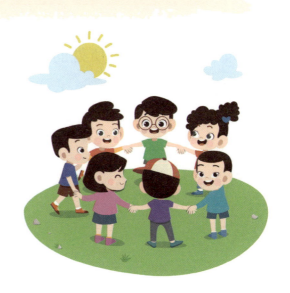

方法1 了解团结大家的重要能力——凝聚力

看看你是否做到了以下的事情。

☐ 待人友好、有礼貌。

☐ 善于沟通，让大家愿意和你一起完成任务。

☐ 能力强、思路清晰，让大家相信你有能力带领大家完成任务。

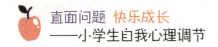

方法2 你对自己的凝聚力满意吗?

如果 5 的位置是你最满意的凝聚力位置,那么,现在的你正处于哪个数字的位置?

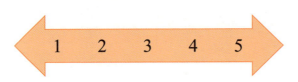

1 2 3 4 5

如果你希望自己所处的位置往前进步一位,你打算做些什么呢?

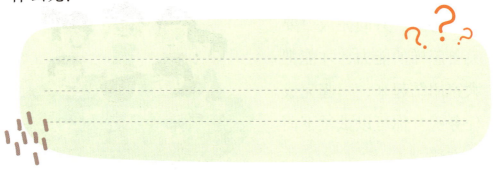

方法3 帮助大家了解任务

(1)让大家了解任务的来龙去脉,知道任务的目标是什么。

(2)展现任务的趣味性、挑战性或者意义,增加任务对大家的吸引力。

(3)让大家清楚自己需要做什么,认真倾听大家的想法和建议。

怎样与 "精力旺盛" 的同学相处

　　"精力旺盛"的同学常会出其不意地给你一些"惊喜"，成功吸引你的注意。不过"精力旺盛"行为的背后可能有很多种原因，比如有时是不知道如何与同学交往，有时是想吸引大家注意，有时是管不住自己，有时则是单纯地想恶作剧。如何与这类同学相处呢？下面提供你几个方法。

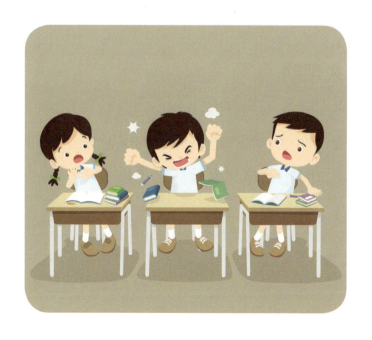

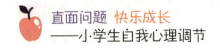
方法1 多了解他 / 她一点，试着走近他 / 她

每个人都有优点和缺点，只不过他 / 她的缺点可能已经众所周知。你是否认真想过，他 / 她有哪些优点或长处呢？

仔细观察，然后找个机会告诉他 / 她你发现在他 / 她身上的优点和长处吧！

方法2 让他 / 她感受到你的友好

在日常学习生活中，尝试友好地请他 / 她帮忙做些事情，或者主动给他 / 她提供帮助，让他 / 她感受到你的友好。

有时候，你可以明确地表达你的想法和感受；或者当他 / 她做出一些大家不认可的行为时，可以先忽略他 / 她，过一段时间再和他 / 她沟通。

方法3 寻求帮助

如果你实在找不到好方法与身边这位"精力旺盛"的同学和平相处，而他 / 她的言语和行为又总是给你带来影响，那么，请你及时向老师和家长寻求帮助。

第三部分

"行为伙伴"
助我更自律

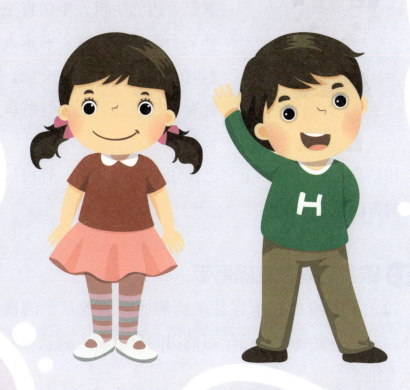

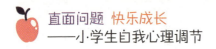
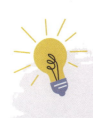

总想用手机怎么办

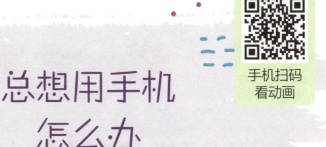

手机扫码
看动画

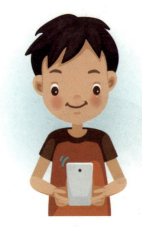

你会经常忍不住拿起手机吗？写着作业，手却不由自主地拿起旁边的手机，不由自主地点开某个音视频软件；和家人在一起时，也不愿和家人交流，只想着看手机，并且因为这些事与家长发生矛盾。

相信你也想控制一下自己使用手机的时长，你可以尝试下面的方法哦！

方法1 跟手机间设立隔离带

（1）把手机放在不容易拿到的地方或者自己的视线范围外，最好不要放在自己学习的房间里，看不到就不容易想要玩手机了。

（2）把手机关机或放在盒子里锁起来，把钥匙放在抽屉里，需要用的时候给自己设个闹钟提醒，以限制使用时间，用完及时放回原处。

方法2 逐步减少自己每天用手机的时间

如果你现在每天玩手机的时间比较长，要一下子断掉对手机的依赖确实有点儿困难。不过，你可以采取每天少玩几分钟的方式逐步减少自己对手机的依赖。你可以列一个表格，约定自己每天玩手机的时间，如果能遵守约定，就给自己一个笑脸。最后，让自己玩手机的时间稳定在一个相对合理的范围内，甚至只有周末才玩手机。

日期	使用时间	标记
第一天	60 分钟	☺
第二天	55 分钟	
第三天	50 分钟	
第四天	45 分钟	

方法3 从自己的兴趣爱好中体验快乐和幸福

培养多样化的兴趣、爱好，比如画画、跳舞、运动，也可以跟小伙伴约定时间一起出去玩，你会从中获得快乐和幸福，也可以逐步减少对手机的依赖。

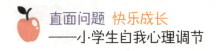

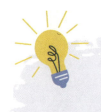

说到做不到
怎么办

你是否有过这种经历？答应同学明天给他带一本自己很喜欢的课外书跟他一起分享，可第二天却忘记带了；跟老师承诺明天一定完成作业，但晚上却仍然忙于打游戏而把作业忘在脑后。

出现这种情况，可能因为这只是你随口的承诺，做的时候发现有点困难，于是就放弃了；也可能因为你对这个承诺不够重视。想要让自己遵守承诺，首先要找到自己无法履行承诺的原因，再有针对性地进行自我调整。这里与你分享几个小方法。

方法1 做出承诺之前，首先衡量自己的完成能力

不要轻易答应别人完成某事，承诺前应先给自己预留思考的时间，在确保自己能完成后再做出承诺。比如，在向家长承诺每天读书时，应该先想想自己能做到的具体时间，可以先从 10 分钟开始。

方法2 将承诺记录下来

在每次向他人做出承诺之后，你可以将承诺写在纸上，同时写出履行承诺的意义，最后将纸贴在墙上，以给自己完成承诺的动力。

承诺的事项	履行承诺的重要意义
按时完成作业	下节课老师讲题能听懂
记得给小朋友带礼物	答应好朋友的事要做到

方法3 邀请见证人提醒

比如，你向父母承诺自己要在本学期每天晚上完成10分钟英语朗读。这时候，你就可以邀请父母对自己的计划进行监督。你可以每周设计一张计划表，贴在房间的墙上，每天完成计划后就画一个笑脸。同时邀请父母监督，如果当天没有完成，就请父母给你一个信号加以提醒。

每周完成进度表

周一	周二	周三	周四	周五	周六	周日
😊						

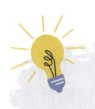

手机扫码
看动画

总是丢三落四怎么办

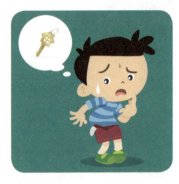

你是否有过早上着急上学，到学校却发现忘记带作业了？放学回家写作业，发现橡皮找不到了？跟同学出去玩，回到教室发现衣服放在操场上忘拿了，等等。

你是否每次都会提醒自己，下次一定要记得，不再落下东西。可是，实际情况却依旧是老样子，没有半点改善。

丢三落四，有时候是因为时间太过匆忙，而且东西放得太乱，想找的时候找不到了；有时候是因为丢的是小东西，自己并未在意；还有时候是因为平常习惯了家长的提醒，自己已养成了依赖心理。这里教给你几个小方法，帮你摆脱丢三落四。

方法1 给自己的物品一个"家"

平时，要将自己的日常用品放在固定的位置，每次使用完毕就随手放回原处；晚上写完作业后，整理好所有学习用品，将作业放入书包，这样第二天早上你就会很从容。

方法 2 正向目标激励自己、鼓励自己

列出自己经常丢三落四的场景，希望自己达到的效果，以及自己计划的具体行动。

丢三落四的场景	希望达到的效果	具体行动
出门忘记戴口罩，上公交车才想起来	每天记得自己戴口罩，上车不会尴尬或者再跑回家	出门之前就戴好口罩；书包里面也随时装一个备用口罩
老师要求的小制作，上学前才想起来	每天按照老师的要求，完成课外实践活动，老师给自己积极反馈	专用记事本记录每天的实践作业，定时核对完成情况
上课了，发现忘记带文具	每天带齐文具，上什么课都不着急，还能借给小伙伴用	做完作业及时把文具放在书包里；每天核对第二天的课程，核对需要的用品是否带全

当你的希望达成，闭上眼睛，好好体会一下自己做到时的感受，这种积极的感受会激励自己逐步培养良好的自我管理的习惯。

方法 3 制作核对小卡片

可以用便利贴或小字条列清楚自己随身要带的东西，比如衣服、钥匙、书包、水杯等，以便自己在进入新的场景前进行核对。

场景	需要带的常用物品（你可以自己补充）	卡片建议放置在
上学前		贴在家里显眼的地方
放学前		放在书包里明显的地方

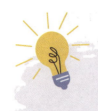

总想重复
做一件事怎么办

你有没有这样的现象，比如一遍又一遍地看同一本书，担心门没有锁反复回去验证，反复地洗手，等等。

遇到这样的情况你不用惊慌，很多时候你会发现，越是紧张，重复的情况会越严重。其实，无论是父母或是老师，他们小时候可能也会反复地读一本书、玩一个玩具，这都是正常现象。但是，如果你觉得这些消耗了你太多的精力，影响到你的生活和学习，你可以尝试下面的 3 个小方法。

方法1 自然完成当下的事情

当你发现自己总是反复做一件事情的时候，首先不要过度自责，让自己自然地完成当下的动作，然后努力转移自己的注意力，尽快去做其他的事情，从而逐步减少自己重复做这件事的次数。

方法2 **想象一个吸尘器**

当你也觉得反复做一件事很苦恼，但是又不知道怎么停止的时候，可以想象有一个很大的吸尘器，在你需要的时候，你只要启动它的按钮，这个吸尘器就会把你反复做这件事情的想法吸走。

方法3 **让自己动起来**

有规律的运动可以让大脑焕发活力，进而帮助你缓解心理压力。你可以选择一两项自己喜欢并且可以坚持下去的运动，每天选择固定的时间进行，比如每天晚上 8 点跳绳 20 分钟或慢跑 20 分钟，也可以选择画画、打篮球半小时，这些都可以帮助你缓解压力，逐步消解重复行为。

备忘录

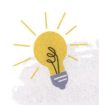

总觉得自己做得不好怎么办

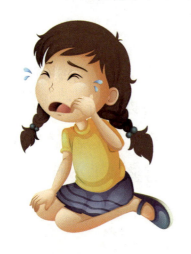

在生活中，你有没有这样的体会，感觉自己好像做什么都做得不够好？上课读课文，虽然老师已经表扬了自己，却还是觉得自己有读得不够流畅的部分；即使考试已经比上次进步很多了，却还是会对自己的错误懊恼不已。经常出现这样的感觉，很重要的一个原因是你对自己不够自信。如果你想变得更自信，可以试试这几个方法。

方法1 培养成长型思维

同样一个事件，在不同思维的人眼里是不一样的。成长型思维的人，认为能力是可以通过努力改变的。想想自己在生活中或学习上已经做了哪些努力，遇到的问题又是在提示着自己什么，这样可以逐步培养自己的成长型思维。你可以参考下面这些例子。

事件	成长型思维
下午放学前就完成了书面作业	我看到了自己的专注力和完成力
上语文课读课文被老师批评了	我敢站起来阅读很勇敢,老师的指点会让我读得更流畅
两次数学作业的错误都比较多	这部分知识我暂时还没有找到有效的方法,我需要请教下老师或者同学

方法2 进行积极的自我暗示

每天晚上睡前,找出当天自己值得被肯定的 3 个行为,并进行自我肯定。比如今天吃饭后,我帮妈妈洗碗了,我是个爱劳动的孩子;今天在校园碰到老师时,我主动向老师问好了,我很有礼貌,等等。你也可以在下面进行记录。

行为	自我赞美

方法3 通过一些动作激发自信

在生活中,应经常做一些力量性动作,如跑步、跳绳、俯卧撑、跳跃等,通过对身体力量的激发提升自信。

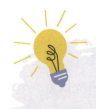
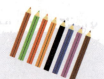

怕黑
怎么办

你会怕黑吗，是否不敢进入黑暗的房间？晚上不敢关灯睡觉？怕黑，可能是因为感觉不安全，也有可能是因为自己在某一段时间压力大所致。这是很自然的表现，只需要逐步找到自己怕黑的原因，调整自己对一些事情的看法，保持身心放松，怕黑的情况自然就会逐步改善。你可以尝试以下方法。

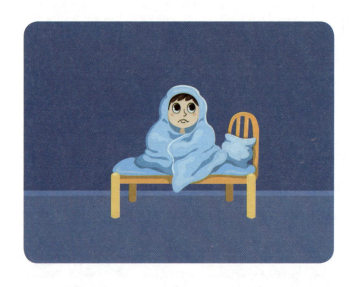

方法1 找到"安全的伙伴"

可以选择一个你很喜欢的玩具，把这个玩具当作能帮助你解决问题的小伙伴，问问这个小伙伴有什么方法可以让你更放松一些等等。通过聊天，你会发现一些方法，同时也能释放自己的压力，对黑暗的恐惧也会逐步得以改善。

方法2 把黑暗画出来

你可以找一张纸，然后仔细感受一下黑暗在你的心里是一种怎样的形象，是一块石头，一片黑暗的乌云，还是一团黑黑的空气？用笔把黑暗画出来，然后给这幅画起一个名字，并写下当下的情绪。你还可以用身体动作把当下的情绪表达出来。每天画一幅，观察一下自己对黑暗感知的变化。

方法3 充足运动帮助睡前放松

如果因为怕黑晚上不敢关灯睡觉，可以白天定时进行充足的运动，晚上睡觉前再洗个热水澡，这样可帮助你迅速进入放松和睡眠的状态，而不再关注于黑暗的环境。

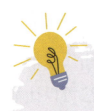
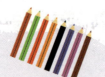

总是拖延怎么办

你经常会拖延吗？本该上周交的作业一直拖了两三天还没有完成；晚上写作业，本该半小时完成的，结果拖拖拉拉一个小时也没有做完；本该开始的跑步计划，一拖再拖迟迟没有实施……

出现这样的现象，或许是因为你还没有意识到这件事的重要性，或许是因为你觉得事情一团乱麻无从下手，也或许是因为你正处于紧张、焦虑的状态而无法投入。你可以尝试用下面几个小方法帮助自己并努力坚持。

方法1 让自己进入积极情绪

很多时候，做事拖延并不一定是时间管理的问题，而是情绪的问题。比如，因为受到批评心情不好，担心做错题而不想做作业。这时候，你可以尝试考虑调整一下情绪，比如通过深呼吸、做小活动等方法，以帮助自己从消极情绪中走出来。你也可以尝试让自己多笑一笑，欣赏一下家里的花

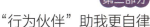
草, 让自己保持好心情, 然后再开始静下心来写作业。

你还有什么好方法呢? 不妨将方法写在下面。

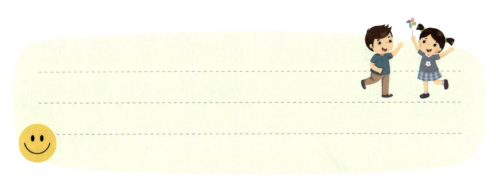

方法 2　把事情进行步骤分解

很多时候, 我们原本计划 1 个月阅读 1 本课外书, 可是到了月底发现自己才读了两页。这时候, 你就需要将这个计划分解成几步完成。

计划	分解步骤
完成当天作业	3:10 ~ 3:40 语文作业 3:50 ~ 4:20 数学作业 ……（具体时间结合学校时间安排）
我要在 1 周之内读完 1 本故事书	我要在 1 周之内每天阅读 20 页
我要在 1 周内背诵 3 篇七言绝句古诗词	周一晚上 7:30 背诵 1 篇 周三晚上 7:30 背诵 1 篇 周六晚上 7:30 背诵 1 篇

方法 3　合理奖励自己

在将计划分解为几步后, 应再为每个步骤的完成增加一

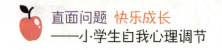

个小奖励来激励自己。奖励最好是精神奖励，比如跟同学视频聊天 10 分钟，跟爸爸妈妈做 10 分钟游戏等。待整个计划完成之后，还可以给自己一个更大的奖励，比如周末跟爸爸妈妈一起去科技馆，邀请同学来家里吃大餐、做游戏等。

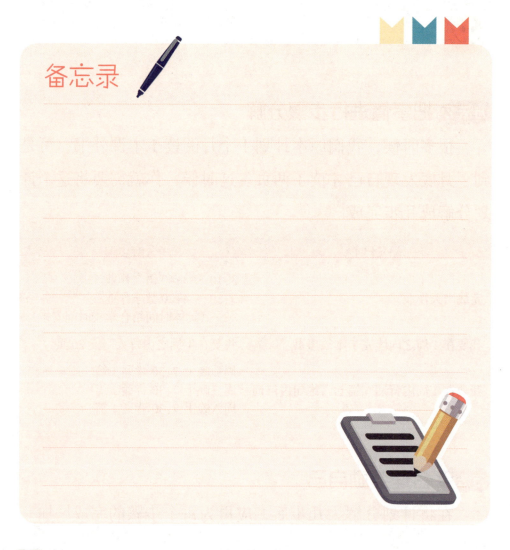

备忘录

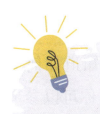

总喜欢一个人待着怎么办

你经常会喜欢一个人待着吗？下课了，同学喊你出去做游戏，而你却宁愿待在教室里看课外书；放学了，同学邀你一起回家，而你更喜欢一个人走，慢慢欣赏沿路的风景。

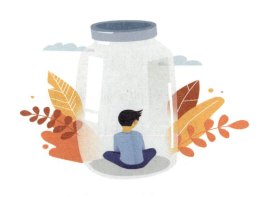

人是需要有独处的时间的，但如果你并不是想独处，只是不知道怎样跟同学交往。下面就教给你 3 个小方法。

方法1 让自己成为"小专家"

你平时一个人的时候，做什么事会比较放松、专注呢？玩魔方、画画、练字，还是读诗呢？

让自己专注于其中一项，一段时候后，你就会成为这一方面的"小专家"，当同学们路过你身边，看专注的你做得那么好，就会主动过来向你请教哦。

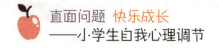

方法2 通过"奇迹练习"演练

如果你非常想要参与小伙伴的活动，却不知道如何加入。那么，就晚上在家做一个"奇迹练习"吧！你可以参考下面的事例，依次回答下面的问题。

举例：想象一下，如果你一觉醒来，奇迹发生了！在学校，你可以非常快乐、自然地融入同学中，和他们一起玩耍。

你会选择跟谁一起玩耍呢？

你会对他 / 她说些什么？

你们会玩些什么呢？

在脑海中，练习跟同学们一起出去玩时自己可能说的话、做的动作，感受自己的变化。第二天到学校的时候，你就可以按照自己的想象进行尝试啦。

方法3 创造机会跟同学交往

你可以选择自己喜欢的小游戏，邀请同学一起玩，开始的时候，可以邀请一个你最要好的同学。慢慢的可以再邀请两三个同学一起，逐步培养同学间的共同爱好和共同话题，在活动中，你会结交到更多的朋友。

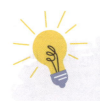

上课总是忍不住
想说话怎么办

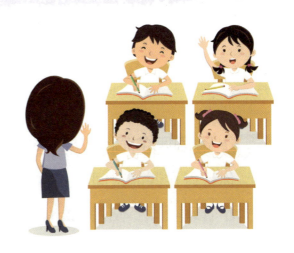

你上课时有没有忍不住想要说话的冲动？老师刚讲了 5 分钟，你忽然想起来一件事，就拉着同桌开始低声说起话来；正认真听课，后面的同学却想要跟你说话。

当我们在课堂上忍不住想要说话的时候，先不要焦虑紧张，可以尝试下面的方法帮助自己逐步提升注意力。

方法1 小游戏训练

你可以通过小游戏训练自己集中注意力。例如，坐下来，拿一本书顶在头顶，两手放在腿上，手心向上，保持缓慢呼吸；还可以在头顶书本的同时，做作业或者看书。开始时，可以每天只练习 5 分钟，之后再逐步增加至 10 分钟、20 分钟。

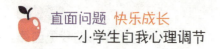

方法2 记录每天的进步

你在努力让自己在课堂上保持安静的同时，也可以把自己的表现记录下来，看看自己进步了多少。

日期	课上说话次数	进步 （比前一天减少的次数）

方法3 跟周围的同学做好约定

你可以在课前跟同桌或前后桌的同学做好约定，做彼此的"小管理员"，不论是谁有说话的冲动时，其他同学都做一个停止的动作加以提醒，这样在你们周围就会慢慢地塑造出一个专注听课的环境，可以帮助你们提升听课的专注力。

你想怎样和同学约定呢？

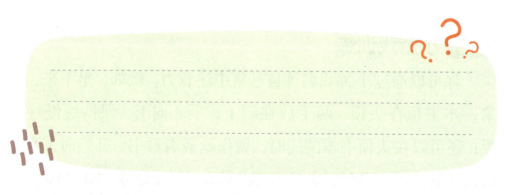

朋友的做法不对时，还要为朋友"两肋插刀"吗

你在生活中是否遇到这样让你为难的时候？好朋友跟另一名同学吵架，明明是好朋友冤枉了对方，可作为好友的自己，此时到底要不要帮助好朋友与其理论呢？

实际上，你会有这样的为难是正常的。因为你们是好朋友，你珍惜这份友谊，可是你在心里又觉得朋友这样做是不对的，不可以一味地维护他/她，于是感到非常矛盾。

首先，你应该为自己能坚持原则点赞，同时可以尝试下面的 3 个方法，帮助自己有效地跟朋友进行沟通。

方法1 理解朋友的情绪

好朋友跟其他同学吵架后，你可以陪在朋友身边，听他/她讲述究竟发生了什么，这时你只需要倾听，或者只做出简单地反馈，比如"嗯，我听了你刚才讲的事情，我猜你当时一定很生气。""嗯，如果爸爸给我买的生日礼物找不到了，也一定会很伤心的。"

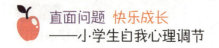

方法2 共同探索解决问题的方法

待朋友情绪平静下来之后，你可以跟他/她一起探索问题的解决办法，并在朋友尝试解决问题的过程中随时与他/她交流，及时对方法进行调整或优化。

方法3 跟朋友签订"盟友之约"

每个人都会有做得不恰当的时候，通过这件事，你可以跟好朋友约定，无论是谁以后再出现类似的问题，两个人彼此要相互提醒，你们还可以口头或书面签订一个"盟友之约"。

盟友之约

我们约定，当对方有做得不对的地方，要及时做出提醒。收到提醒之后，需要暂停当下的行为，认真思考后再做出决定。如果当时无法及时制止，需要在事情发生当天，选择适合的时间两人一起讨论，并一起找到更合理的解决方法。

签约人：_____、_____

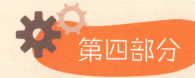

第四部分

"学习伙伴"
助我更高效

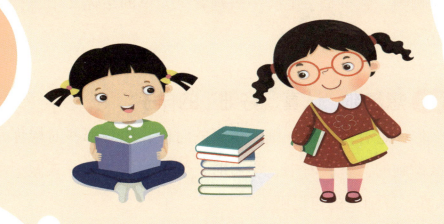

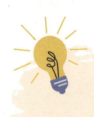

有时粗心马虎怎么办

手机扫码
看动画

你写字时是否会有时多写或是少写一笔，做算数题的时候看错运算符号、点错小数点位置，甚至漏掉一道题？你一定不希望自己这样马虎，但改正起来则需要一些方法。

"马虎"的成因挺复杂的，比如做题时太着急，边做题边玩，害怕做错而精神紧张，知识掌握不熟练，还可能是你大大咧咧、做事毛手毛脚……别着急，下面给你几个"特效处方"。

方法1 想想你"认真、仔细"的样子

你一定有做事很仔细、认真的时候，想想那些时候你是怎么做到的？下次看书、学习时，就试着用这种方式做一个"认真、仔细"的自己吧。

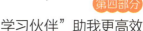

老师说我认真、仔细的时候，我是如何做的？

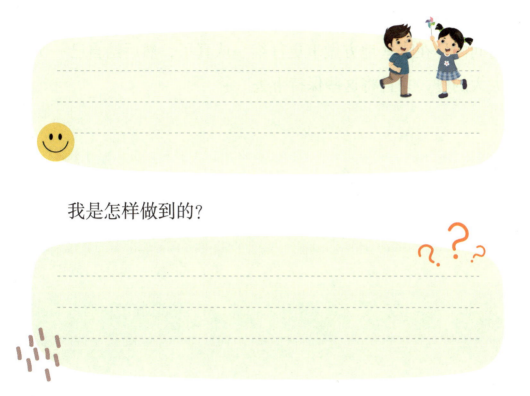

我是怎样做到的？

方法2 放慢速度，仔细检查

不急不慌，给自己安排比较宽松的时间来写作业。写作业前可以先休息一会儿，喝点水，如果饿了就吃点儿东西，要保证以一个舒服的状态开始写作业。写作业时，一定要远离电视、手机。写完作业后，就把作业扔到一边。这可不是好习惯。建议要仔细将作业从头到尾地检查一遍，在这个过程中，很多因马虎造成的错误就无处藏身了！

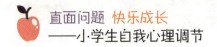
方法3 **及时发现自己的进步**

　　每隔一段时间，可以独自或者和家长一起回顾一下这段时间内你在哪些地方做事更仔细、认真了，然后给自己一个大大的赞，并且将这些保持下去。

备忘录

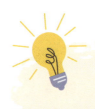

课上听懂，
回家就忘怎么办

你是否有过这样的经历？上课时，似乎老师讲的知识都听懂且记住了，可回到家复习或者做作业的时候，自己却好像"失忆"了一样，所学的知识怎么也想不起来。你是否正为此感到困扰呢？

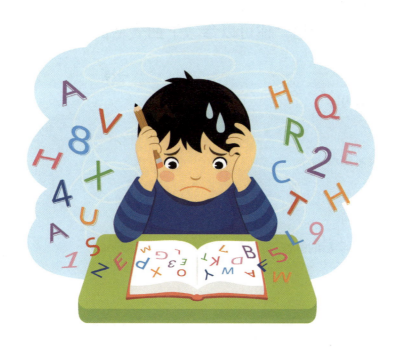

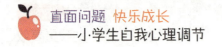

其实，这是很正常的现象。我们的大脑每天都会从四面八方收集听到、看到、感受到的海量信息。没有一个人能够将这些信息全部记住，一段时间后都会有所遗忘。课堂上学到的知识，需要经过我们采用不同的方式进行多次复习、巩固，才能真正、扎实地掌握，以达到长期不忘。

我们要怎样做才能让知识掌握得更牢固呢？下面教你几个小妙招。

方法1 动笔记一记

用纸笔将信息记录下来，能够大大地提升我们的记忆效果，也就是常说的"好记性不如烂笔头"。选一个你喜欢的笔记本开始记录吧，你可以参考下面表格的形式。

日期	科目
学习内容	
学习要点	
疑问	
询问老师 / 同学后的解答	

方法2 及时看一看

遗忘速度是先快后慢的。因此，学习新知识后，只要尽快开始复习就能够有效地减少遗忘，为此花费的时间也是最短的。

有效复习法：首先，对着笔记回忆课堂上的学习要点；然后，对印象模糊的地方参考教材进行回顾；最后，完成相应的课后练习。

方法3 不懂问一问

如果复习之后还是有不明白的地方，可以询问老师、同学、家长，或者查找相关资料，要尽量把不明白的地方在当天弄懂，避免问题越积越多，影响之后的学习。

备忘录

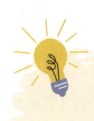

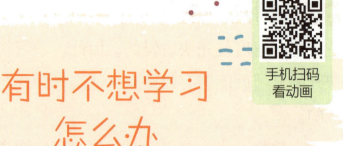

手机扫码
看动画

有时不想学习怎么办

你是否有时就是学不进去，即使勉强自己坐在书桌前，效率也很低？其实，每个学生都会有不想学习的时候。

我们每个人都会有不同的需要，比如有健康饮食、适量运动、充足睡眠的生理需要，有学习的需要，有发展兴趣、爱好的需要，有陪伴家人、朋友的交流需要，还有玩耍的需要，等等。学习是学生非常重要的一种需要，但当其他需要没有被充分满足时，我们就可能不想学习。这时候，有没有什么好办法呢？

方法1 学习前先完成一些必要的事情

不想学习时，你可以问问自己，是有什么重要、必要的事要做吗？比如口渴、去厕所，或者给同学发资料等。你可以先完成这些事，然后再回到书桌前，此时你会发现，自己可以专注于学习了。

方法 2 和时间做朋友

把时间想象成一位朋友，与他协商要一起做的事情。你可以将要做的事情做成一张表格。

活动类型		具体事项	时间安排
生理	饮食		
	运动		
	休息		
学习			
兴趣爱好			
交流			
玩耍			
其他			

方法 3 访问榜样

你可以多和身边热爱学习的同学进行交流，问问他们怎样看待学习，如何让学习变成一件令人愉悦和享受的事情。在这个过程中，一定能给你一些启发和帮助！

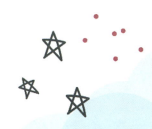

访问榜样记录

榜样1

姓名：＿＿＿＿＿＿＿＿＿＿　　特点：＿＿＿＿＿＿＿＿＿＿

访问启发：＿＿＿＿＿＿＿＿＿＿＿＿＿＿＿＿＿＿＿＿＿

＿＿＿＿＿＿＿＿＿＿＿＿＿＿＿＿＿＿＿＿＿＿＿＿＿＿＿

榜样2

姓名：＿＿＿＿＿＿＿＿＿＿　　特点：＿＿＿＿＿＿＿＿＿＿

访问启发：＿＿＿＿＿＿＿＿＿＿＿＿＿＿＿＿＿＿＿＿＿

＿＿＿＿＿＿＿＿＿＿＿＿＿＿＿＿＿＿＿＿＿＿＿＿＿＿＿

榜样3

姓名：＿＿＿＿＿＿＿＿＿＿　　特点：＿＿＿＿＿＿＿＿＿＿

访问启发：＿＿＿＿＿＿＿＿＿＿＿＿＿＿＿＿＿＿＿＿＿

＿＿＿＿＿＿＿＿＿＿＿＿＿＿＿＿＿＿＿＿＿＿＿＿＿＿＿

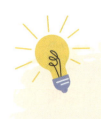

上课总是走神怎么办

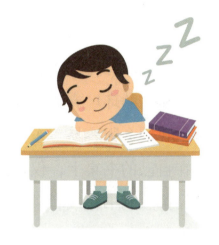

　　你上课时有没有走神的时候？上一秒还在认真听课，下一秒就被某个有意思的事情吸引，开始神游了。有时自己会忽然回过神来，有时则需要被老师、同学提醒才能回过神。

　　这种现象其实非常常见，可以说没有一个学生能够保证在课堂的每一分、每一秒都保持全神贯注，因为每个人注意力的集中时间都是有限的。区别是有的学生很少走神，即使走神后也能快速回到课堂内容上，这样就不会对学习产生太多影响。下面教你几个方法，帮你把走神造成的影响降到最低。

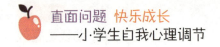
方法 1 快速回到课堂

当你发现自己上课走神时，不要责怪自己，只要尽快将注意力带回课堂内容就好了。如果在走神的过程中漏听了一些内容，可以将有疑问的地方记录下来，课后再向老师、同学请教。如果想到一些重要的事情怕之后忘记，也可以先记录下来，等课后再回顾。

方法 2 保持环境整洁

整洁的环境有助于我们保持注意力集中，当环境很杂乱时，我们会很容易"东摸摸，西看看"开始走神。我们要保证在自己的书桌上，仅仅摆放文具盒和需要用的书本，其他物品都放到书包或者桌斗里。如果座位旁边有垃圾也一定记得捡起来。

方法 3 注意营养和休息

充分的营养和休息也能够保证我们拥有良好的注意力。如果你发现自己最近一段时间经常走神，要注意保证一日三餐的营养，保证吃饱，并做到不挑食、不偏食；另外，应尽量在晚上 9:00 到 9:30 上床睡觉。

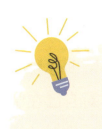

手机扫码
看动画

总担心自己学不好怎么办

请你给自己的学习水平打分，分数越高表示你对自己的学习水平越满意。5分是非常满意，1分是非常不满意，你会给自己打几分呢？如果分数是4分或5分，那么恭喜你，你对自己的学习水平是很自信的，并能够以很好的心态学习；如果分数比较低，则说明你对自己的学习水平有所担心。过多的担心会消耗很多原本可以用于提升学习的精力，还会影响你的心情。这里有几个建议能够帮助你提升自信。

方法1 只跟自己比，不跟别人比

只要你掌握的知识和本领越来越多、越来越好，就说明你的学习水平在逐步提高。很多人之所以担心自己学不好，多源于盲目地和他人比较。你要知道，每个人都有各自的特点，是没法进行比较的，你只需和自己比就可以了。

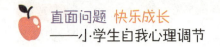

方法2 制作 "学习美言录"

　　"学习美言录"是一个神奇的小本子，能够帮助你积累对学习的自信心。这个本子中记录的内容都是你对自己在学习中取得成绩和进步的赞赏。每天记录一些，会让你对学习更加自信。你可以参考下面的这个模板。

学习美言录

事项		具体内容
对自己在学习方面取得成绩和进步的赞赏	周一	
	周二	
	周三	
	周四	
	周五	
	周六	
	周日	
本周值得称赞的成绩和进步		
下周寄语		

方法3 寻找外援

　　如果你经常因自己的学习而担心，别闷在心里，你可以向同学诉说自己的烦恼，请他们给你一些摆脱担心、获得学习自信的意见和建议。

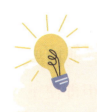

遇到困难就想逃避怎么办

手机扫码
看动画

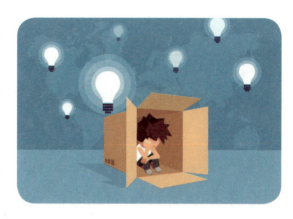

　　无论是在学习中还是在生活中，我们都不可能总是一帆风顺，时不时就会遇到一些"拦路虎"，比如课堂上跟不上老师的进度，作业题不会等。每当这时，你会选择迎难而上，还是会逃避，甚至"躺平"呢？

　　其实，当我们敢于直面困难时就会发现，困难并不像自己想象得那么可怕。选择躲避，虽然可以换来一时轻松，但是困难却并不会就此消失。你总归要继续面对，甚至有时困难还会越拖越难。要如何做，才能让我们勇敢直面困难呢？下面给你一些小建议。

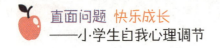

方法1 再努力一次

当遇到困难时，我们至少要让自己全力以赴地挑战一次。如果这一次挑战能获得成功当然是最好的，但即使挑战没有成功，你也能够积累经验，并能感受到勇敢挑战所带来的成就感。如果失败了，你可以让自己稍做休息，努力积累经验，这样等再次挑战时一定会得到更好的结果。

方法2 给自己鼓励

面对困难时，少去想"如果不成功怎么办"这些让自己泄气的事，要多给自己一些积极的暗示，比如"我一定会越做越好的"。你还可以预先给自己设定一个"勇敢挑战奖"，无论挑战成功与否，都给自己一点儿奖励。

遇到困难时，哪些话语能够给你带来勇气呢？

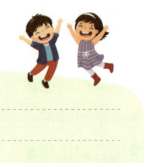

勇敢挑战后，你想得到哪些奖励？（比如做自己喜欢的事情、吃喜欢的零食……）

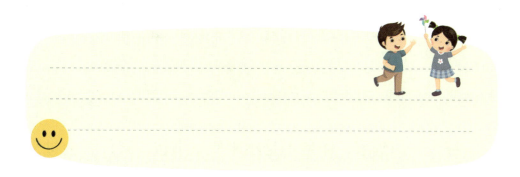

方法3 找到队友

一个人应对困难，常常会让我们感到势单力薄，容易退缩。这时，你可以寻找一两位朋友与你共同向困难发起挑战，你们可以一起想办法克服困难，相互鼓励，共同勇渡难关。

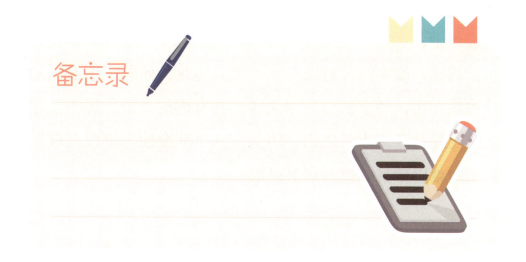

备忘录

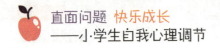

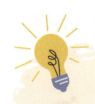

有时不想写作业怎么办

每天一回到家，你是不是刚刚放下书包，家长就会过来对你说："今天有什么作业？快去写作业吧！"你会不会经常觉得家长有点儿烦？上了一天学回到家，真不想写作业……

和你有类似感受的同学还不少呢，这可怎么办？下面给你一些小建议。

方法1 适当休息调整

经过一天的学习后，你肯定会感到疲惫，这会直接影响完成作业的效率。建议你可以和家长沟通，回到家后先休息、调整一段时间，可以补充一点儿能量，照顾一下家里的植物或宠物，和家长交流今天遇到的有趣的事情，等等。建议时间控制在半小时之内，因为太久可能会使你沉浸在放松状态而难以把自己拉回到书桌前。

方法 2 把"写作业"当成"通关挑战"

如果你把写作业看做不得不做的事情，可能会不想做，或者做的时候会拖延。你可以试试把写作业也当成一个有趣、刺激的通关挑战，给作业限定完成的时间和正确率要求，能够顺利完成的话，就给自己一个小奖励。

作业通关挑战

通关要求：1. 完成时间

2. 正确率

3. 其他要求

通关奖励：＿＿＿＿＿＿＿

完成情况：＿＿＿＿＿＿＿

自我点评：＿＿＿＿＿＿＿

方法 3 一起做作业

一个人写作业有时难免拖延，遇到问题也没有人可以交流。你可以试试和同学相约一起做作业，遇到问题时还能相互讨论。两三个同学一起完成作业，能够让你对完成作业更有热情，完成作业的效率也会更高。

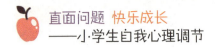

作业很晚都做不完怎么办

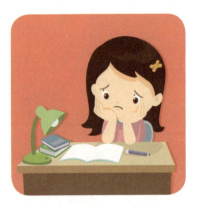

在写作业时间这个事情上，通常会有很明显的两极分化。有些同学每天都能很快完成作业，经常在学校时就已经完成了；而有些同学则常常要拖到很晚，甚至写着写着就困得睡着了。

如果你在完成作业上存在要写到很晚的困扰，这里给你3个可以提升作业速度的秘诀。

方法1 保持专注

提升完成作业速度的第一个秘诀是要保持专注。边做作业边看电视、吃零食、玩手机等都会分散注意力，降低作业完成效率。请保证专心完成作业，不做任何会分散注意力的事情。

方法2 先复习

提升完成作业速度的第二个秘诀是要提升对所学知识的熟练程度。开始做作业之前，你可以先把当天学习的内容复习一遍，使自己对所学内容更加熟悉。这样会使你完成作业的速度大大提升，出现题目不会做的次数也会减少。

方法3 劳逸结合

提升完成作业速度的第三个秘诀是要劳逸结合。经过一天的学习后，身体会更容易疲劳。建议你每连续做作业30~40分钟，就休息10分钟，以保证自己精力充沛。你还可以做一个习惯自测表，记录一些你觉得有效的好方法，看看自己在哪些方面有进步。

作业好习惯自测表	完成情况
放学回家后，半小时之内开始写作业	
专心完成作业，不做无关的事情	
在完成作业之前，先复习当天所学内容	
连续做作业30~40分钟，休息10分钟	

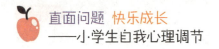
怎样制订有效的学习目标

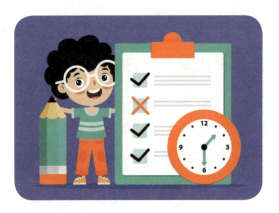

你有为自己制订过学习目标吗？如果目标不恰当，学习很有可能会事倍功半。要如何为自己制订有效的学习目标呢？快看看这些小技巧吧。

方法1 先制订短期目标

目标有长期目标，也有中期目标和短期目标。建议长期目标每学期拟定1次，中期目标每月拟定1次，短期目标每天拟定。长期目标和中期目标可相对宏观，重在指出重点努力的方向。短期目标则应更具体一些，列出当天学习最需要关注的一点即可。

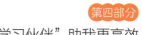

方法 2 要有实际行动

达成目标是一个美好的愿望，需要制订配套的计划。对于每个学习目标，都需要有具体的学习计划。

方法 3 及时提醒、鼓励自己

有些同学在为自己制订了有效的目标后就不再理会了，只偶尔想起来一看，才发现有很多目标都没能执行。制订目标只是第一步，更重要的是要让目标真正指导我们的学习，这就需要我们定期回顾，看看自己目标执行的情况。

备忘录

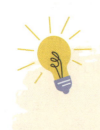
如何选择适合自己的课外书

你喜欢看书吗？如果是的话，恭喜你！读书是一个非常好的习惯，希望你能一直保持下去。那么，你喜欢读什么样的书呢？你是如何为自己选书的呢？下面就推荐给你一些选书的方法。

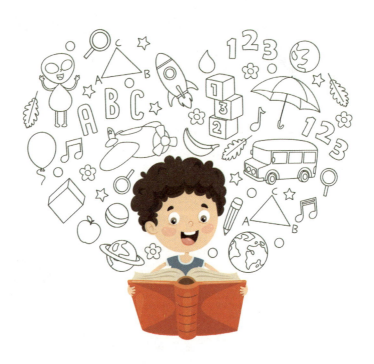

方法1 广泛涉猎

文学故事类书籍能够陶冶情操，积累写作素材，让我们从中学到很多人生道理；科学知识类书籍能够扩充知识面，开阔视野，让我们从中了解生活现象背后的原理，帮助我们健康生活；轻松娱乐类书籍能够让我们放松身心，给我们带来快乐。建议你应广泛阅读各类书籍，全面提升自己。

方法2 多读经典书籍

现在市场上能够买到的书籍实在是太多了，要如何快速找到适合自己的呢？当我们对某领域书籍不够熟悉时，建议你优先从该类书籍中的经典书籍开始阅读。这类书籍通常被很多人推荐，写作水平相对较好，内容质量也更有保障。

方法3 多和朋友交流

同龄人常常更了解彼此的喜好，推荐的书籍也能更称彼此的心意。和同学聊天时，可以问问他们最近有什么喜欢的书籍，没准他们喜欢的书籍也刚好是你喜欢的。你们可以相互借阅，减少购买，更加经济、环保。你也可以给自己喜欢的书籍制作图书推荐卡，以方便和同学分享读书心得，将其插在书中还可以作为书签之用。

图书推荐卡

图书类型：文学故事（　）

科学知识（　）

轻松娱乐（　）

主要内容：

推荐语：

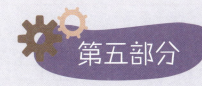

第五部分

"求助伙伴"
助我更安全

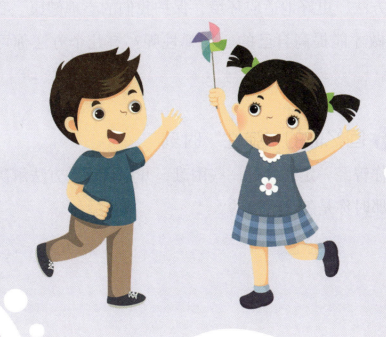

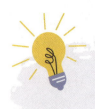

如何提高自已的心理弹性

生活中你应该见过弹簧，每个人的心理也像一个"弹簧"，我们把它形象地称为"心理弹性"。在遇到外界压力的时候，"心理弹性"有一定的伸缩空间，能帮助我们找到好的方法，更好地适应环境，保护我们的心理健康。我们要怎样做才能提高自已的心理弹性呢？有几个方法你可以试一试。

方法1 回忆你的"弹性"时刻

你曾经一定遇到过一些困难，并用自己的方法解决了，想想那时你是怎么解决的？

遇到的困难	解决办法

方法2 自己的心理弹性值是多少

相信你已经有了一定的心理弹性，想一想你的心理弹性有多大？如果将心理弹性的最高值定为 100，那你的心理弹性值是多少呢？

方法3 每天做好 3 件具体的事来提高心理弹性

心理弹性是慢慢形成的，不用急着要求自己立刻做到。可以每天做好 3 件具体的事。事情可以很小，如收拾好自己的书桌，遇到事情不大喊大叫……然后每天看看自己做得如何，同时给自己鼓励。这些都可以帮助你提高心理弹性。

备忘录

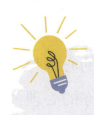

什么时候
需要求助

手机扫码
看动画

在学习、生活中，你可能会遇到一些问题，如感觉自己上课听不懂，总是和同学发生矛盾，家长总是批评自己……

是的，每个人都会遇到感觉自己解决不了的问题。我相信你可能已经用了各种方法，但问题却仍无法解决。在这个时候，寻求帮助也是一种解决问题的方法。你知道在什么时刻需要寻求帮助吗？下面是一些具体方法。

方法1 照照镜子，看看自己的表情

每天在家里照照镜子，观察一下自己的表情，也可以将自己每天主要的表情记录下来。如果一周内你所记录的生气、灰心、悲伤等表情符号超过4天，就建议你向他人寻求帮助。

周一	周二	周三	周四	周五	周六	周日

方法2 对照下自己的感受

　　看看自己是不是总是有这样的情况？比如，有时候会忍不住地发火、生气地大喊、想哭等。5 颗★代表特别明显的感觉，如果下面的 3 条你都标记的是 4 颗★或以上，那可能就需要向他人寻求帮助。

情绪表现	程度
总想发火	☆ ☆ ☆ ☆ ☆
生气地大喊	☆ ☆ ☆ ☆ ☆
想哭	☆ ☆ ☆ ☆ ☆

方法3 向他人寻求帮助

　　我相信你一定已经用了许多方法试着自己解决问题，当你感觉这些方法都无法有效地解决问题时，要记得及时向他人寻求帮助，老师、同学、家长都会给你提供及时帮助的。

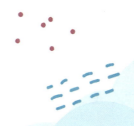

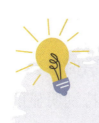

手机扫码
看动画

如何更好地向家长求助

当你发现自己最近两周总是特别不开心，总是因生气大吼大叫，或者感觉特别害怕，你已经用了很多方法但却始终无法解决现状时，你要记得向家长寻求帮助。家长是你最亲近的人，他们一定会想办法帮助你的。那么，你知道要如何对家长说出自己的想法，并得到他们的帮助吗？这里有几个好方法，你可以试一试。

方法1 选好时间

家长平时常会很忙，他们会有很多事情要做，所以你可以先观察下什么时候家长的时间比较空闲、心情比较好，这时再跟他们沟通效果会比较好。你觉得什么时候跟家长沟通比较好呢？

方法2 慢慢地说出你的想法和感觉

当你特别生气、着急、害怕的时候，可能会忍不住冲家长大喊大叫。这个时候，家长也常会感到很生气，可能没办法好好听你说话。所以，你可以在与父母沟通前，深深地吸几口气，提醒自己要慢慢地说出自己的想法和感觉，这样家长才能了解你的需要，从而知道该怎样帮助你。

方法3 画出来、写出来

可能有时候你会发现，有些话不知道该怎么说出口。你可以用心地把你的感觉画出来、写出来，然后跟家长说你担心的事情都在画里、文字里了，相信家长看后一定会理解你的需要。

备忘录

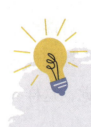

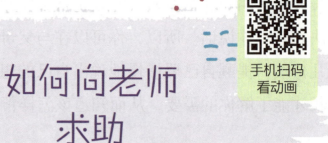

手机扫码
看动画

如何向老师
求助

当问题无法自行解决时，除了向家长求助，你还可以向老师求助。他／她可以是你的班主任，也可以是你信任的任何一位老师。你知道该怎样对老师说出自己的想法并得到对方的帮助吗？这里有几个好方法，你可以试试。

方法1 选择你信任的老师

你会遇到很多老师，其中一定有一些老师是你特别信任的，他们能理解你的想法和感受，并且可以给你指导和建议。你可以好好想想，你最希望向哪位老师说出自己的想法呢？

方法2 尽量用"我……"的句式表达

有时候，你常会跟老师说别人的问题，如家长老催我，同学都不理我，等等。这种表达会让你和其他人变得更对立。你可以试着用另一种方式，就是用"我……"的句式来进行表达，这样会让老师更清楚地了解你的想法和需要。

发生了什么	我的感受
上课我举了很多次手,老师都不叫我	我很生气,觉得自己不好
最近下课以后,同学们都不带我玩儿	我很伤心

方法3 把问题写出来给老师

老师们在学校里也很忙，可能有的时候他们虽然很想听你慢慢说，但却没有那么多的时间。那么，你可以把想要和老师沟通的事写下来交给老师，这样既可以节省时间，老师也能更好地了解你的想法。

备忘录

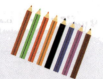

如何向同学求助

你知道吗，除了向家长、老师求助外，你的同学们也同样可以为你提供帮助。这里有几个好方法，你可以试试。

方法1 选择你信任的一两位同学

同学可以是同班同学，也可以是其他班级的，最重要是你所信任的，这样你才可以放心地说出自己的困惑和压力。如果你不愿意让太多人知道，可以只选择一两位信任的同学进行沟通。

方法2 找到合适的时机

如果周围环境太吵闹，同学可能听不清楚你的话；如果时间太紧，也可能使同学来不及好好思考如何给你意见。因此，你应该好好想一想，要在什么时间，选择什么地点与信任的同学进行沟通。建议沟通预留时间应在 10 分钟以上，沟通环境应比较安静。

方法 3 清楚地表达你希望同学怎样帮你

如果你没有特别清楚地说出需要同学怎样帮你，他们可能会不知道要怎么做。你应该明确告知对方你希望得到哪些帮助，或者也可以询问同学有什么好的建议。

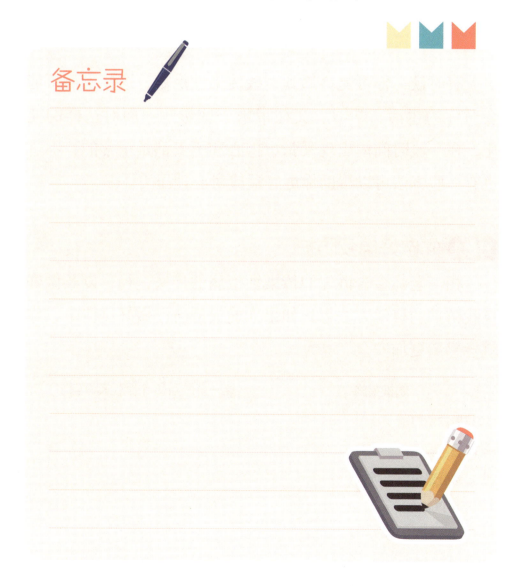

备忘录

面对传染性疾病的心理压力自助和求助

　　有时候，你可能会遇到一些传染性疾病，这些疾病可能会对你的生活、学习、交往带来一些影响。面对这样的变化，在一段时间内出现紧张、担心和不安都是正常的，不过也有一些方法可以帮助你更好地应对心理压力。

方法1 先做好自我防护

　　相信老师会告诉你们传染性疾病的传播途径，以及做好自我防护的科学方法等，如果你能提醒自己做好这些事，你就会感觉更加安全。

防护措施	能一直做到（5 个圆代表做到了）
公共场合戴口罩	○○○○○
勤洗手	○○○○○
少去人群聚集的场所	○○○○○
（你还可以补充）	

方法 2 感到紧张、担心的时候用多种方式表达出来

你可以找一张纸，写出或者画出你的感受，这样做会帮助你释放一部分压力，对你稳定自己的情绪有所帮助。

方法 3 向家长或老师寻求帮助

如果你还是感到很紧张和担心，自己的方法好像也没有起到很好的作用，一定记得和自己的家长或老师说出你的想法和感受，他们会帮助你的。

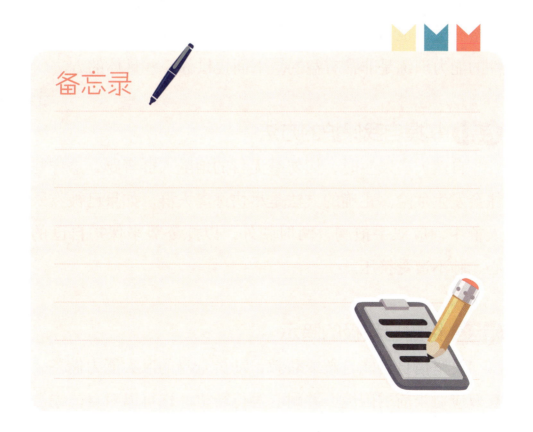

备忘录

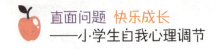
面对自然灾害的心理安全自助与求助

有时候你可能会遇到一些突发的自然灾害，如地震、洪水等。自然灾害通常是不可抗拒的，会对人们产生强烈的心理影响，引起压力。人们对突发事件的反应方式，既与个人性格有关，也与平时的训练有关。平时加强自己应对突发事件的能力训练是非常有益的。下面提供你一些具体的方法。

方法1 掌握自我保护的方法

自然灾害发生时，切勿毫无目的地随人群奔跑，这样往往会发生危险。正确的方法是尽快逃离人群。如果已被卷入人群中，应双手抱胸，两肘朝外，以此姿势来保护自己的心、肺不遭受挤压。

方法2 给自己积极的暗示

要坚信自己能自救或获救，动员全身的巨大能力储备，有效应对当前的困境，并耐心等待转机。你可以对自己说：

"我一定可以坚持下来！我相信自己！"

你还能想到哪些可以鼓励自己的话语呢？

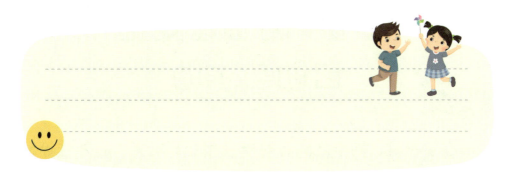

方法3 灾后的自助和求助

自然灾害发生一段时间之后，你可能还会时常想起那些场景，你可以试着把这些画出来或者说出来，也可以对自己说："事情已经过去了，我现在很安全。"如果已经相隔很长一段时间，你仍会觉得特别害怕、紧张，甚至睡不好觉，你就需要告知家长或老师你的情况，他们会帮助你的。

校园中的心理安全
自助与求助

在学校里，同学之间有时候会相互开玩笑、起外号等，这些可能会让你感到不舒服，不过这种不愉快的感觉通常很快就会过去。但如果你觉得这些事会影响你和同学之间的关系，甚至让你不愿去学校，不敢面对同学，或者让你感觉到有的同学对你在语言或肢体上有很严重的伤害时，就需要自我保护，必要的时候还需要寻求他人的帮助。

方法1 多交朋友

如果你拥有很多朋友，你在学校就会感到自己充满力量。因此，你可以多多加强自己的交往能力，让自己能认识更多的好朋友。平时也应多和自己的朋友们在一起，不要总是独自一人。

方法 2 远离危险地带

　　学校中较为偏僻的地方（如厕所、通道拐角等）通常更容易发生同学之间的伤害性行为，因此尽量不要长时间待在这些地方，应尽量和同学们在一起。

方法 3 及时报告

　　很多学生在遭受到校园欺凌后会因为恐惧、焦虑或被威胁而不敢把事情告诉老师或者家长，更加不敢报警，导致事件升级。其实，这样的处理方式，会助长欺凌者的气焰，让他们无法了解到自己不当行为可能产生的后果。因此，当你遭受到校园欺凌后，应该在第一时间告知家长、老师或警察，勇敢面对欺凌这一行为，千万不要回避。

方法 4 提高自信

　　在与同学们的相处中，你要多多加强与同学的沟通，让同学更加了解你、尊重你。并且还可以通过加强体育锻炼，强身健体，加强身体素质。

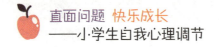

使用网络的
心理安全自助和求助

现在，可能你每天都需要通过手机或电脑等电子设备接触和使用网络。网络是一种传播媒介，你使用网络的时间、在网络上进行的操作、在网络上接触到的人都会对你产生影响。如果你每天使用网络的时间特别长，可能会导致你其他什么事都不想做，还可能使你对网络产生依赖心理。我们应该如何合理地使用网络呢？下面分享你几个方法。

方法1 找到更多让你感到愉快的事情

通过网络，你可能会认识更多的人，也会感受到很快乐。但在现实生活中，除了网络，相信一定还有很多事物能让你感到快乐、幸福。努力把它们找出来吧！

方法 2 合理规划使用网络的时间和内容

如果你每天需要长时间使用网络，为避免家长因此而担心，建议你和家长一起商定每天使用网络的时间和内容，然后用文字记录下来。这样不但可以合理规划你对网络的使用，还能减少你和家长因此而引发的冲突。

时间	网络使用时间	使用网络要做的事情
周一到周五		
周末		

方法 3 牢记有些事情不要做

网络上有些信息的真实性有待查证，因此不要随意向他人透露你的个人信息和家庭信息，也不要随意答应和网友见面。在你做以上任一决定之前，都要提前告知家长。

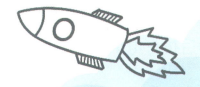

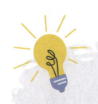

寻求心理帮助的
其他途径

当你因遇到一些问题而感到特别害怕、紧张和担心，经过一段时间情况仍无改善，并已经严重影响你的睡眠、饮食、生活、学习、交往，而身边的家人、朋友又无法给你提供帮助时，还有几个途径可以给你一些支持和帮助。

方法1 寻求所在街道、社区的帮助

有些街道和社区有专业心理咨询资质的社工，他们能够为你提供专业的帮助及相关资源。向他们明确表达你的问题和需求，相信他们会给你很多好的建议。

方法2 寻求心理专业机构的帮助

有时候，你遇到的问题可能需要得到专业心理工作人员的帮助，你可以请家人或老师帮你查询各地的心理援助热线，然后拨打电话进行咨询。